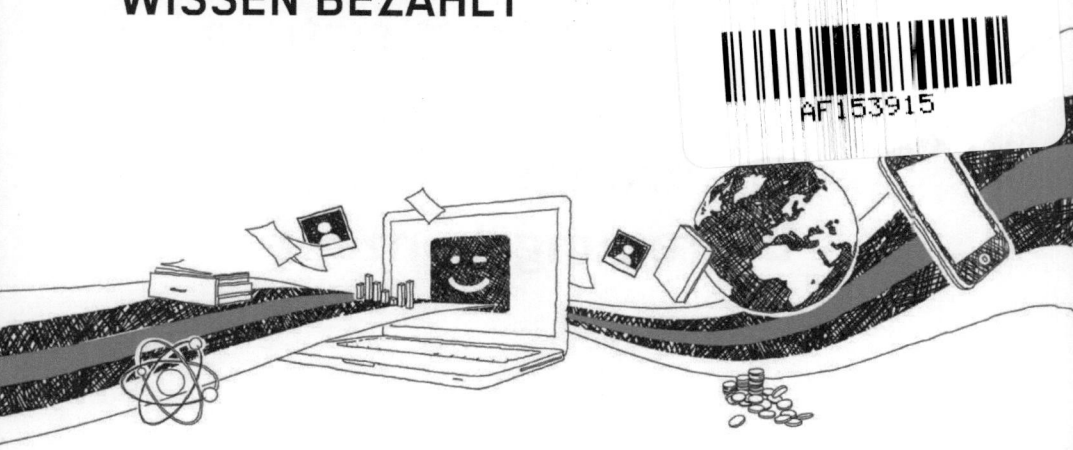
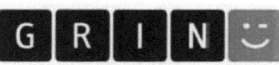

Steigerung der Kraftleistung im Sport mit einer gesunden Ernährungsweise. Ein Betreuungskonzept

Anika Kretz

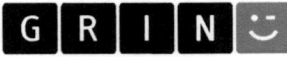

Bibliografische Information der Deutschen Nationalbibliothek:

Die Deutsche Nationalbibliothek verzeichnet diese Publikation in der Deutschen Nationalbibliografie; detaillierte bibliografische Daten sind im Internet über http://dnb.d-nb.de abrufbar.

ISBN: 9783346580344
Dieses Buch ist auch als E-Book erhältlich.

© GRIN Publishing GmbH
Nymphenburger Straße 86
80636 München

Druck und Bindung: Books on Demand GmbH, Norderstedt Germany
Gedruckt auf säurefreiem Papier aus verantwortungsvollen Quellen

Das Buch bei GRIN: https://www.grin.com/document/1163985

Projektarbeit

Name, Vorname	Kretz, Anika
Studiengang	Ernährungsberatung
Studienmodul	Interdisziplinär
Datum Präsenzphase (siehe Ergebnisdokumentation)	08.11.2021 bis 10.11.2021
Projektthema	Betreuung zur Steigerung der Kraftleistung im Sport
Aufgabenstellung	**Darstellung der Organisation von Aufbau und Ablauf des Betreuungskonzeptes sowie der Konzeptinhalte für den Teilbereich Ernährung**

Inhaltsverzeichnis

1 Organisation des Konzeptes

1.1 Beschreibung der allgemeinen Aufgaben und Ziele des Betreuungskonzeptes

Das Beratungskonzept soll unterschiedlichste Aufgaben und Ziele sowohl aus Unternehmenssicht, sowie aus Sicht der Kursteilnehmerinnen erfüllen.

Tabelle 1: Aufgaben und Ziele des Beratungskonzeptes

	Aufgaben	Ziele
Unternehmenssicht	Seriöses, zielführendes, strukturiertes Konzept erstellen und bereitstellen	Testverfahren nutzen was den Gütekriterien entspricht
	Ernährung, Training und Verhalten miteinander kombinieren (Drei-Säulen-Konzept als ganzheitlichen Ansatz)	Relation zwischen Körpergewicht und Kraftleistung herstellen (relatives Kraftverhältnis)
Sicht der Kursteilnehmerinnen	Verbesserung der Kraftleistung im Gesundheitssport als sportmotorischen Fähigkeit	Kraftsteigerung von 14% (Eifler, 2000) innerhalb der ersten drei Monate
	Sicherung der Einhaltung der Kraftleistung	Überprüfung der Koordinativen Fähigkeiten

1.2 Grundlegende Daten und Informationen zur Zielgruppe

Die Daten, welche beim Eingangscheck von jedem Klienten erhoben werden sind: Körpergröße, Körpergewicht, Body Mass Index, Taillen-Hüft-Quotient, Krankheitsbild, Medikamenteneinnahme, Blutdruck, Ruhepuls, orthopädische Probleme, internistische Probleme, sonstige gesundheitliche Einschränkungen und das Alter.

Die Zielgruppe, welche angesprochen werden soll, muss zwingend all diese Kriterien erfüllen:

- weiblich
- Altersgruppe: 20-25 Jahre
- Keine Erkrankungen oder Verletzungen*

- Kein bereits bestehendes Ernährungswissen aber Interesse
- keine Einschränkungen bei der Lebensmittelauswahl (Mischkost)
- Mindestens zwei Jahre Kraftsporterfahrung
- Regelmäßiges Training ist im Alltag integriert (2-3 pro Woche für mindestens eine Stunde)

Die Ausschlusskriterien sind: männliche Personen, Körperfettanteil nicht im Normalbereich, Krankheiten und/oder Einschränkungen, Taillen-Hüft-Quotient nicht im Normalbereich und regelmäßige Medikamenteneinnahme.

*Es wird sich vorbehalten Teilnehmer mit Lebensmittelunverträglichkeiten oder Krankheiten, welche durch die Ernährung beeinflusst werden, auszuschließen. Bei Behinderungen welche die Sehkraft betreffen oder Ähnliches, bei welchen die Einschränkung als minimal eingestuft wird, trifft der Berater eine situative Entscheidung zur Eignung des Klienten für das Beratungskonzept.

1.3 Planung des Beratungskonzeptes

Folgende Planung des Konzeptes ist vorgesehen, um die Kursteilnehmerinnen wöchentlich zu betreuen:

Tabelle 2: Planung des Beratungskonzeptes

Teilnehmerzahl	10-15
Gesamtkursdauer	12 Wochen
Anzahl der Einheiten pro Woche	1
Zeitpunkt der Treffen	Donnerstags ab 19 Uhr
Dauer der Treffen	60-90 Minuten

1.4 Beschreibung des Betreuungspersonals

Das Betreuungspersonal soll fachlich, sowie sozial kompetent sein. Folgendes wird vorausgesetzt:

- Fitnesstrainer:in B-Lizenz
- Ernährungstrainer:in B-Lizenz
- Mindestens eine Fortbildung/Lizenz im Bereich des Mentalen Trainings
- Mindestens einen Bachelor Abschluss in einer der Fachrichtungen
- Mindestens ein Jahr Berufserfahrung
- Fachkompetenz, Sozialkompetenz, Teamfähigkeit, Persönlichkeitskompetenz, Methodenkompetenz
- Gutes Menschenverständnis, Empathie, Offen, Ganzheitliches Interesse am Menschen, Interesse der Wissensvermittlung, schnell lernfähig, flexibel und spontan

Somit wird sichergestellt, dass eine adäquate Weitergabe der Lehrinhalte erfolgt.

1.5 Darstellung der Räumlichkeiten, Vortragsmedien und Hilfsmittel

Die Räumlichkeiten sollten einen Vortragsraum mit ausreichender Anzahl an Tischen und Stühlen, einen Trainingsraum, sowie Sanitäranlagen umfassen. Medien welche vorhanden sein müssen sind Beamer und Flipchart. Die Beschreibung der Räumlichkeiten ist auf eine Umsetzung an verschiedensten Orten ausgelegt. Vorgesehen ist eine Umsetzung in verschiedenen Unternehmen.

Hilfsmittel, welche benötigt und selbst organisiert werden sind Ordner für jeden Teilnehmer (mit Feedbackbögen, Trainings- und Ernährungsprotokollen, sowie Handouts zu den Unterrichtsinhalten), Praktische Darstellungen der Kursinhalte mithilfe von Lebensmitteln, Gummibänder, Trainingsgeräte, sowie einer Whatsapp Gruppe.

1.6 Darstellung der vollständigen Konzeptinhalte

Vor Beginn des Kurses wird in einem Einzelgespräch mit jedem Teilnehmer eine vollständige Anamnese durchgeführt. Der Vertrag sowie alle Bedingungen werden erläutert, alle Einschluss-, sowie Ausschlusskriterien werden überprüft und alle Termine, sowie der gesamte Ablauf der Gruppenberatung wird besprochen.

Tabelle 3: Darstellung der Konzeptinhalte

Zeit	Konzeptinhalt	Theorie	Praxis	Hausaufgabe
Woche 1	Bewegung 1	Begrüßung und Organisatoriasches, Gegenseitiges Kennenlernen, Vorstellung des neuen Trainingsplans	Überprüfung/Korrektur der Bewegungsabläufe der Teilnehmerinnen, Aufnahme der individuellen Kraftleistung Eigene Durchführung der Teilnehmerinnen von 2-3 Trainingseinheiten pro Woche	Eigene Durchführung von 2-3 Trainingseinheiten/Woche
Woche 2	Ernährung	Besprechung der Basis Grundlagen der Sporternährung und erste Angaben des Ernährungskonzeptes, Aushändigung des Ernährungsplans, Ernährung im Freizeitsport vs. Leistungssport	Ernärungsplan anhand von mitgebrachten Lebensmitteln erklären.	Führung eines Ernährungsprotokolls zusätzlich zu den Trainingseinheiten
Woche 3	Verhalten	Zielsetzung,Transfer der Verhaltensanalyse auf Basis des Ernährungs- und Bewegungssteuerung, Motivation	Positive Zielsetzung anhand der SMART-Formel	Ernährungsprotokoll, 2-3 Trainingseinheiten
Woche 4	Bewegung 2	Überprüfung der Kraftleistung, Trainingsprogramm anpassen (individuell), Vorstellung der genutzten Muskelgruppen	Muskeln und Knochen anhand eines Skeletts aufgezeigt	Ernährungsprotokoll, 2-3 Trainingseinheiten
Woche 5	Ernährung	Besprechung der Makronährstoffe Eiweiß (biologische Verfügbarkeit), Kohlenhydrate und Flüssigkeitsaufnahme	Wasserqualität anhand verschiedener Wassermarken erklären.	Ernährungsprotokoll, 2-3 Trainingseinheiten

Zeit	Konzeptinhalt	Theorie	Praxis	Hausaufgabe
Woche 6	Verhalten	Problemanalyse, Motivation, Überprüfung und Anpassung der Zielsetzung		Ernährungsprotokoll, 2-3 Trainingseinheiten
Woche 7	Bewegung 3	Feedback zum Trainingsplan und –fortschritt, ggf. Übungsaustausch im Trainingsplan	Gruppentraining an den Geräten, sowie praktisches Zeigen und Erklären der neuen Übungen	Ernährungsprotokoll, 2-3 Trainingseinheiten
Woche 8	Ernährung	Besprechung des Makronährstoffs Fett, Besprechung von Carbo-Loading, Glykogenspeicher, Hormonhaushalt	Unterschiede Verschiedener Öle anhand von Verschiedenster Fettquellen aufzeigen.	Ernährungsprotokoll, 2-3 Trainingseinheiten
Woche 9	Verhalten	Bewusstwerden über eigenes Ernährungsverhalten und die eigenen Essstimuli, Innerer Schweinehund	Verschiedene Süßigkeiten werden miteinander verglichen, etwaige Alternativen werden praktisch aufgezeigt – für den gleichen Kaloriengehalt kann mehr an Masse gegessen werden.	Ernährungsprotokoll, 2-3 Trainingseinheiten, Teilnehmerinnen führen bewusst das Battle mit dem Inneren Schweinehund
Woche 10	Bewegung 4	Gegebenenfalls erneute Anpassung des Trainingsprogramms	Gruppentraining an den Geräten	Ernährungsprotokoll, 2-3 Trainingseinheiten
Woche 11	Ernährung	Besprechung der Mikronährstoffe, Gewichtsmanagement (KF, Vergleich Bodybuilding, et cetera)	Verschiedene Mikronährstoffquellen werden aufgezeigt und verglichen. Mengen des Obst- und Gemüsebedarfs wird anhand Verschiedenster Beispiele und Kombinationen erklärt.	Ernährungsprotokoll, 2-3 Trainingseinheiten

Woche 12	Verhalten	Überprüfung der Kursziele sowie Besprechung der Rückfallprophylaxe	Zieltestung der Muskelkraft an den Geräten.	Ernährungsprotokoll, 2-3 Trainingseinheiten

Das Konzept umfasst 12 Wochen mit jeweils einem Gruppentreffen zu welchem jeweils unterschiedliche Bewegungs-, Ernährungs-, und Verhaltensinhalte vermittelt werden. Angefangen wird mit dem Thema Bewegung, in Woche zwei folgt das Thema Ernährung, in Woche drei das Thema Verhalten und in dieser Reihenfolge ziehen sich die Themen bis in Woche 12 durch, um den Teilnehmern Abwechslung zu bieten, sowie genügend Zeit zwischen den einzelnen Einheiten zur Verfügung zu stellen, um das Gelernte in den Alltag integrieren zu können.

Die erste Theorieeinheit in Woche eins beinhaltet die Vorstellung des neuen Trainingsplans. Des Weiteren die Bewegungsabläufe der Teilnehmerinnen überprüft und korrigiert, woraufhin die individuelle Kraftleistung an den verschiedenen Geräten gemessen wird, um einen Ausgangspunkt zu haben, welcher nach den 12 Wochen im Re-Test mit der neuen Leistung verglichen wird. Als Hausaufgabe findet die eigene Durchführung von zwei bis drei Trainingseinheiten pro Woche statt.

In der zweiten Woche zum Thema Ernährung findet die Besprechung der Basis Grundlagen der Sporternährung statt und es erfolgen die erste Angaben des Ernährungskonzeptes: der Ernährungsplan wird ausgehändigt, erklärt und anhand von Praxisbeispielen (Lebensmittel, die mitgebracht werden) greifbar gemacht. Zusätzlich zu den wöchentlichen Trainingseinheiten soll von nun an ein wöchentliches Ernährungsprotokoll geschrieben werden. Die Teilnehmerinnen wird bewusst gemacht, was und wieviel sie essen, um es an den Ernährungsplan anzupassen und das Verhalten gegebenenfalls anzupassen.

Woche drei beinhaltet die Zielsetzung der Teilnehmer. Diese sollen eigene Ziele formulieren, was die Motivation steigert. Die Verhaltensanalyse wird vorgestellt und die Teilnehmerinnen analysieren auf Basis des Ernährungs- und Bewegungssteuerung ihr bisheriges Verhalten.

In Woche vier findet die zweite Bewegunseinheit statt. Es werden die Inhalte aus Woche eins wieder aufgegriffen, die Kraftleistung wird überprüft, sowie das Trainingsprogramm individuell angepasst, um eine optimale Kraftsteigerung zu gewährleisten. Alle Muskelgruppen, sowie Knochen werden besprochen und anhand eines Skeletts aufgezeigt, was den Teilnehmern ein tieferes Verständnis ihres Körpers erlaubt.

In Woche fünf findet die zweite Ernährungseinheit statt. Die Makronährstoffe Eiweiß (biologische Verfügbarkeit) und Kohlenhydrate im Hinblick auf sportliche Leistung werden besprochen, sowie die Flüssigkeitsaufnahme. Die Wasserqualität anhand verschiedener Wassermarken wird verglichen und erklärt.

In Woche sechs findet die zweite Verhaltenseinheit statt. Individuelle Probleme der Teilnehmerinnen werden besprochen und analysiert. Die Zielsetzung wird überprüft und gegebenenfalls angepasst.

In Woche sieben findet die dritte Bewegungseinheit statt. Die Teilnehmerinnen haben die Möglichkeit Feedback zum Trainingsplan zu geben, je nach Fortschritt werden Übungen angepasst oder ausgetauscht um einen optimalen Kraftzuwachs zu gewährleisten.

In Woche acht findet die dritte Ernährungseinheit statt. Der Makronährstoff Fett wird besprochen, Carbo- Loading wird erklärt, sowie das Zusammenspiel aus Hormonen, Sport und der Glykogenspeicher im Körper. Die Unterschiede Verschiedener Öle werden anhand von verschiedenster Fettquellen aufgezeigt.

In Woche neun findet die dritte Verhaltenseinheit statt. Das eigene Ernährungsverhalten soll bewusst gemacht werden, die eigenen Essstimuli sowie der Innere Schweinehund werden analysiert. Verschiedene Süßigkeiten werden miteinander verglichen, etwaige Alternativen werden praktisch aufgezeigt. Es wird aufgezeigt, dass für den gleichen Kaloriengehalt mehr an Masse gegessen werden kann.

In Woche zehn findet die vierte Bewegunseinheit statt. Es findet gegebenenfalls eine erneute Anpassung des Trainingsprogramms statt, um eine optimale Kraftsteigerung zu gewährleisten.

In Woche 11 findet die vierte Ernährungseinheit statt. Es folgt die Besprechung der Mikronährstoffe und des zukünftigen Gewichtsmanagements. Verschiedene Mikronährstoffquellen werden aufgezeigt und verglichen. Mengen des Obst- und Gemüsebedarfs wird anhand Verschiedenster Beispiele und Kombinationen erklärt.

In Woche 12 findet die vierte Verhaltenseinheit statt. Es werden die Kursziele überprüft, sowie eine Rückfallprophylaxe erklärt. Außerdem findet die Zieltestung statt, um zu überprüfen, ob die Teilnehmerinnen alle Ziele erreichen konnten.

1.7 Sportmotorischer Test und Darstellung der Re-Tests erhobenen Daten

Es wird ein gerätegestützter Krafttest durchgeführt. Hierfür wurde anhand der ILB Methode (Eifler, 2000) das X-RM-Testverfahren (Mehrwiederholungskrafttest) ausgewählt.

Der Krafttest wurde mit 10 Wiederholungen pro Übung bei maximal 3 Testsätzen durchgeführt. Diese Methode wurde gewählt, da sie im Gegenzug zum 1-RM-Testverfahren weniger physische Belastung bei gleichzeitig hohem Alltagsnutzen im späteren Training darstellt. Eine Testung mit dem subjektivem Belastungsempfunden wurde nicht gewählt, da das Ergebnis hier ungenauer angegeben wird als beim X-RM-Test und es somit zu einer Unter- oder Überforderung des Klienten kommen kann.
Ziel ist, das maximale Gewicht bei 10 Wiederholungen zu testen, um die Intensität des Trainingsplanes später optimal auf die Leistung und Muskelkraft des Klienten anpassen zu können, um das Ziel des Kraftaufbaus zu gewährleisten.

Tabelle 4: Darstellung der im Krafttest, sowie den Re-Tests erhobenen Daten (eigene Darstellung)

Übung	Wiederholungen
Beinpresse	10
Rudern	10
Latzug	10
Brustpresse	10
Bauchpresse	10
Butterfly Reverse	10
Trizepsmaschine	10
Bizepsmaschine	10
Wadenmaschine	10
Abduktor	10
Adduktor	10
Beinbeuger	10

1.8 Darstellung einer möglichen Evaluation des Betreuungskonzeptes

Um das Beratungskonzept zu evaluieren wird dieses von Beta Testern vor der Vermarktung getestet, welche ein erstes Feedback geben. Anschließend wird weiteres Feedback der Teilnehmerinnen eingeholt. Die Erfolgsquote der Teilnehmer wird berücksichtigt, welche außerdem auf weitere Verbesserungsmöglichkeiten schließen lässt..

Aus Sicht des Unternehmens wird auf Erreichung des Umsatzziels geachtet, sowie eine optimale Unternehmenspositionierung mit einem Unique Selling Point [USP].

2 Ernährung

2.1 Beschreibung und Begründung der Ernährungsform

Das Konzept basiert auf der Mischkost. Die Basis hierfür stellt die Vollwerternährung der 10 Regeln der Deutschen Gesellschaft für Ernährung [DGE] dar (DGE, 2021). Die Eiweißmengen wurden allerdings angepasst, um eine optimale Regeneration der Muskeln, sowie einen Muskelmassenzuwachs zu gewährleisten (Jaromin-Bowe, 2015).

Die Makronährstoffverteilung beträgt 50% Kohlenhydrate, 30% Fette und 20% Eiweiße. Es werden keine Nahrungsergänzungsmittel hinzugezogen.

Durch den hohen Kohlenhydratanteil ist durch optimales platzieren der Mahlzeiten ein auffüllen der Glykogenspeicher, sowie eine optimale Regeneration der Muskeln nach dem Training möglich (DGE, 2021). Durch die ausreichende Zufuhr an Obst und Gemüse ist die Mikronährstoffversorgung optimal gedeckt, was eine optimale Funktion der Stoffwechselprozesse ermöglicht (DGE, 2021).

Die Ernährungsform unterstützt somit das Sport- und Gesundheitsziel.

2.2 Stoffwechselbesonderheiten der Zielgruppe

Die Teilnehmerinnen weisen verschiedene Stoffwechselbesonderheiten auf.

Tabelle 5: Stoffwechselbesonderheiten der Zielgruppe (eigene Darstellung)

Stoffwechselbesonderheiten	Ernährungsstrategien als Möglichkeiten der Beeinflussung	Darstellung der physiologischen Wirkung der Ernährungsstrategien
Intensive Belastung der Muskeln = hohe Energieflussrate = zunehmende Kohlenhydratverbrennung	Erhöhte Kohlenhydratzufuhr	Kohlenhydratzufuhr = ↑ Insulinausschüttung = ↑ anabole Prozesse (Muskel- und Fettaufbau) + ↓ katabole Prozesse (Muskel- und Fettabbau)
Muskelaufbau = Höherer Grundumsatz	Energiezufuhr (Mahlzeitenmenge) erhöhen = Positive Energiebilanz	↑ Muskelmasse = ↑ Mitochondrien Anzahl in den Muskelzellen = ↑ ATP = ↑ Energieverbrauch
Erhöhter Mikronährstoffbedarf durch hohes Leistungsniveau	Mikronährstoffzufuhr (Obst und/oder Gemüse) erhöhen	↑ Leistungsniveau = ↑ freie Radikale = ↑ Mikronährstoffbedarf ↑ Mikronährstoffzufuhr (↑ Obst und Gemüse) = ↓ freie Radikale (↓ Stress in der Zelle)

2.2.1 Ernährungsstrategie Kohlenhydratzufuhr

Durch die intensive Belastung der Muskulatur wird das Hormon Adrenalin ausgeschüttet. Es findet eine erhöhte Kohlenhydratverbrennung im Körper statt. Adrenalin und Glukagon fördern den Glykogenabbau in der Muskulatur, um genügend Energie für die Belastung zu gewährleisten. Ohne Kohlenhydratzufuhr befindet sich der Körper in einem Hypoglykämischen Zustand, was die Leistungsfähigkeit sowie die Regeneration negagtiv beeinflussen kann (Colombani, 2017).

Durch eine erhöhte Kohlenhydratzufuhr steigt der Blutglukosespielgel. Das Hormon Insulin wird ausgeschüttet und die Glykogensynthese wird gefördert (Löffler et al, 2008). Insulin wird ausgeschüttet, was den Muskel- und Fettabbau hemmt. Somit wird eine optimale Leistungsfähigkeit während der Belastung sowie eine optimale Regeneration der Glykogenspeicher nach der Belastung sichergestellt (Löffler et al, 2008).

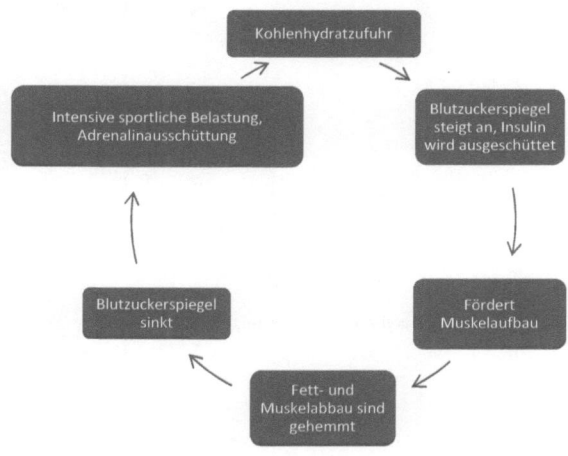

Abbildung 1: Kohlenhydratzufuhr und Auswirkungen (eigene Darstellung)

2.2.2 Ernährungsstrategie Energiezufuhr erhöhen

Durch Muskelaufbau und der daraus resultierenden erhöhten Muskelmasse besteht ein erhöhter Grundumsatz. „Muskeln sind in der Tat relevante Stoffwechsel-Aktivatoren, sowohl unmittelbar wie mittelbar. Schon eine realistische, trainingsbedingte Zunahme der Muskelmasse um 2 kg bewirkt pro Jahr einen unmittelbaren Mehrumsatz an Energie, der 1 kg Körperfett entspricht." (Stemper, 2015). Durch einer Erhöhung der Energiezufuhr kann dem Muskel-, sowie Fettabbau entgegengewirkt werden (Stemper, 2015).

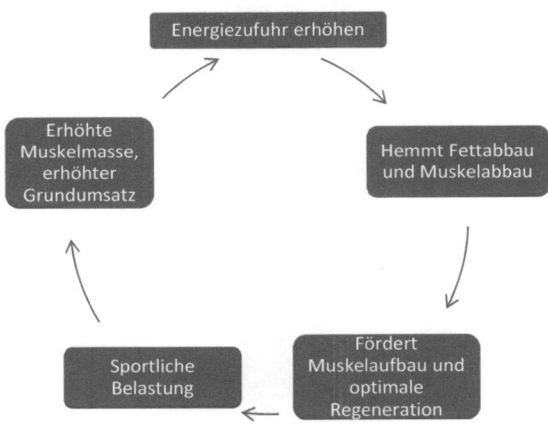

Abbildung 2: Erhöhte Energiezufuhr und Auswirkungen (eigene Darstellung)

2.2.3 Ernährungsstrategie Mikronährstoffzufuhr erhöhen

Durch das erhöhte Leistungsniveau besteht ein erhöhter Mikronährstoffbedarf. Allein durch eine vermehrte Schweißsekretion werden Elektrolyte ausgeschieden (Gröber, 2012). Bei breitensprotlichen Belastungen mit einer Schweißproduktion von etwa einem Liter pro Stunde kann es zu Mikronährstoffverlusten an Zink, Eisen und Kupfer kommen (Gröber, 2012). „Eine unzureichende Versorgung mit Mikronährstoffen äußert sich beim sportlich Aktiven in einer geringeren Leistungs- und Regenerationsfähigkeit sowie einer erhöhten Infektanfälligkeit." (Gröber, 2012). Um dies zu vermeiden gilt es die Mikronährstoffzufuhr zum Beispiel in Form von Obst und Gemüse zu erhöhen. Elektrolyte wie Natrium können hinzugefügt werden, um den Elektrolytverlust auszugleichen. Somit wird eine optimale Leistungsfähigkeit sichergestellt (Gröber, 2012).

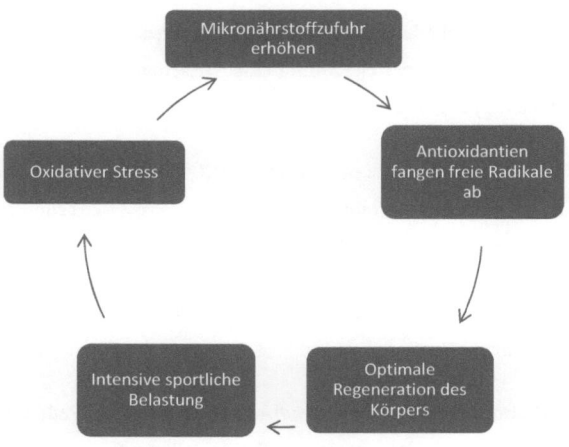

Abbildung 3: Erhöhte Mikronährstoffzufuhr und Auswirkungen (eigene Darstellung)

3   Literaturverzeichnis

Consulting Colombani Gmbh (2017) Die Empfehlungen zur Kohlenhydratzufuhr im Sport. Online verfügbar unter: https://sgsm.ch/fileadmin/user_upload/Zeitschrift/65-2017-1/1-2017_1_Colombani.pdf, zuletzt geprüft am 24.11.2021

Deutsche Gesellschaft für Ernährung e. V. (2021). Vollwertig essen und trinken nach den 10 Regeln der DGE. Zugriff am 25.11.2021. Verfügbar unter: https://www.dge.de/ernaehrungspraxis/vollwertige-ernaehrung/10-regeln-der-dge/

Eifler, C. (2000). Krafttraining nach der ILB-Methode – Eine empirische Überprüfung der Trainingseffekte bei Anfängern und Fortgeschrittenen. Diplo-marbeit. Universität des Saarlands, Saarbrücken.

Eifler, C. (2013). Empirische Überprüfung der Effekte verschiedener Ansätze zur Intensitätssteuerung im fitnessorientierten Krafttraining. Dissertation. Universität des Saarlandes, Saarbrücken. Literaturverzeichnis

Gröber, U. (2012). Mikronährstoffe im Leistungssport. Online verfügbar unter: https://www.deutsche-apotheker-zeitung.de/daz-az/2012/daz-23-2012/mikronaehrstoffe-im-leistungssport, zuletzt geprüft am 24.11.2021

Jaromin-Bowe, J. (2015). E.L.A.N. Ernährungsbasics erLernen & Alltagstauglich Nutzen (2. Aufl.). Dortmund: systemed verlag.

Löffler, G. & Schölmerich, J. (2008). Basiswissen Biochemie. Mit Pathobiochemie. (Springer- Lehrbuch, 7., komplett überarb. Aufl). Heidelberg: Springer

Stemper, Prof. Dr. T. (2015) Stärkere Muskeln erhöhen den Grundumsatz. Online verfügbar unter: https://www.fitness-gesundheit.uni-wuppertal.de/fileadmin/fitness-gesundheit/pdf-Dokumente/Publikationen/2015/Prof.Stemper_F_G_3-15.pdf, zuletzt geprüft am 24.11.2021

4 Abbildungs-, Tabellen- und Abkürzungsverzeichnis

4.1 Abbildungsverzeichnis

4.2 Tabellenverzeichnis

4.3 Abkürzungsverzeichnis

DGE *Deutsche Gesellschaft für Ernährung*   USP *Unique Selling Point*

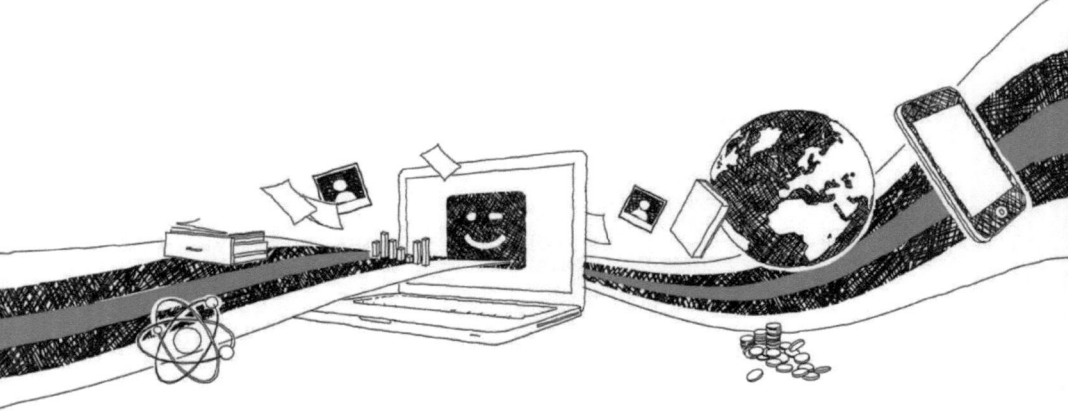
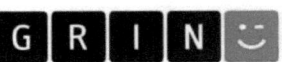